Dr. Angela Fetzner

Die Betelkauer

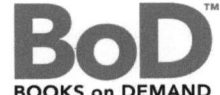

Qualität & Kompetenz
im Zeichen des Mörsers
von Ihrer Apothekerin
Dr. Angela Fetzner

Die Betelkauer

Von
Dr. Angela Fetzner

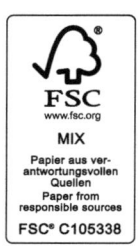

Bibliografische Information
der Deutschen Nationalbibliothek
Die Deutsche Nationalbibliothek verzeichnet
diese Publikation in der Deutschen National-
bibliografie; detaillierte bibliografische Daten
sind im Internet über http://dnb.dnb.de abrufbar.

2. Auflage 2015,2017

Herstellung und Verlag:	BoD
	Books on Demand,
	Norderstedt
Umschlaggestaltung:	Michael Raab
Foto:	© India Picture
	shutterstock.com
Buchsatz:	Michael Raab
Gesetzt in:	Palatino 11pt
	Calibri 11pt

ISBN 9783744868082

Inhaltsverzeichnis

„Wissen beginnt mit der Erkenntnis der Unzuverlässigkeit der Wahrnehmungen, mit der Zerstörung von Täuschungen, mit der Ent-täuschung."

Erich Fromm (1900-1980), deutsch–amerikanischer Psychoanalytiker und Philosoph

Auf den Straßen von Südostasien sind sie allenthalben anzutreffen, die Betelkauer. Wenn man dort auf einen Einheimischen stößt, der einen freundlich anlächelt und dabei gleichzeitig schwärzlich gefärbte Zähne offenbart - dann ist man gerade einem Betelkauer begegnet.

Aber was ist das eigentlich genau, das Betelkauen?

Was macht das Betelkauen derart reizvoll, dass sich etwa ein Zehntel der Weltbevölkerung dem Betelgenuss verschrieben hat?

Wie wirkt die Betelnuss - der Hauptbestandteil des Betelbissens?

Und warum sind die Straßen von Südostasien weit und breit mit den blutroten Flecken der Betelkauer gepflastert?

Diesen und vielen weiteren brisanten Fragen geht die Apothekerin Dr. Angela Fetzner in ihrem Buch ausführlich nach. Die Autorin berät und informiert als promovierte Apothekerin seit zwei Jahrzehnten zahlreiche Kunden.

Vorwort

Meine erste Bekanntschaft mit der Betelnuss machte ich als junges Mädchen im Rahmen meines Pharmaziestudiums – ich weiß es noch wie heute. In der Vorlesung „Pharmazeutische Biologie" erwachte ich mit einem Mal aus meinem allmorgendlichen Dämmerschlaf, als der Professor begann, von den Betelkauern Südostasiens zu erzählen, deren blutrote Speichelflecke weithin die Straßen säumen. Augenblicklich war mein Interesse für diese teils unheimliche Sitte Südostasiens – das Betelkauen - geweckt, und auch im Laufe der Jahre gingen mir die Betelkauer nie ganz aus dem Sinn. Als ich diesen dann tatsächlich bei einer Reise nach Myanmar begegnete, reifte der Wunsch in mir, ein Buch über die Betelkauer zu schreiben.

Prolog

Die Luft ist schon am frühen Vormittag so drückend heiß, dass ich beim Schlendern entlang der kleinen Marktstände das Gefühl habe, durch ein Meer von glühenden Kohlen zu gehen. Die unbarmherzige Hitze, von der erst der Abend Erlösung bringen wird, lässt mir bei jeder kleinsten Bewegung die Schweißperlen auf der Stirn stehen. Es wimmelt vor Menschen in bunten Kleidern, überall Stimmengewirr, Geschrei, Klirren, dazwischen Gackern von Hühnern. Das Angebot der Waren auf dem Markt ist bunt gemischt, von Gemüse, Obst über Fisch und Kleidung wird hier alles feilgeboten. Mein Blick fällt auf kunstvoll aufgebaute Bananen, weiter zu Mangos, Kokosnüssen, Orangen und Limetten. Daneben stapeln sich Berge von Blumenkohl, ferner Möhren, Tomaten, Auberginen, Paprikaschoten, Mais, Süßkartoffeln, Zwiebeln und Knoblauch. Junge Mädchen balancieren gleichmütig Körbe mit frischem Obst auf dem Kopf. Eine Marktfrau fuchtelt mit den Händen in der Luft, eine Kundin erwidert die Handbewegungen mit lautem Gekreische. Alle Waren werden angefasst, in der Hand gedreht, ausgiebig geprüft und notfalls wieder verworfen. Feilschen, Kaufen, Verkaufen - all dies bestimmt die Szenerie des Marktes. Ein alter Mann döst derweil in einer schattigen Ecke.

Die Zeit scheint stehen geblieben zu sein – ebenso die Luft, die schwer, drückend und heiß ist, geschwängert von Gerüchen nach Gewürzen, von denen ich Anis, Kurkuma und Nelken wahrnehme. Ich gehe weiter, passiere Stände mit getrockneten Fischen und Eiern. Daneben werden Hühner präsentiert – teils lebend und aufgeregt gackernd in Bambuskörben verstaut, teils verarbeitet in Form von Hühnerfüßen und –köpfen dargeboten. Angewidert wende ich mich ab und schlendere weiter – hier möchte ein Mann Keramikwaren verkaufen, dort eine Frau dekorative Seide. Verschiedene Imbissstände reihen sich daneben, ich pausiere kurz bei einer Händlerin, die leckere Bananenscheiben in Öl brät.

Ich schwelge in einem Meer von bunten Farben und fremdländischem Odeur, nehme das berauschende Fest für alle Sinne tief in mir auf. Ein paar Ecken weiter lächelt mir ein junges Mädchen freundlich entgegen. Ich erwidere ihr herzliches Lachen, bleibe an ihrem Stand stehen. Mit geschickten Händen stellt die junge Frau Betelbissen (auch Betelprieme genannt) her. Aus einem Korb entnimmt sie die frischen, herzförmigen Betelblätter, darauf streicht sie eine geringe Menge gelöschten Kalks – dies ist notwendig, um die Wirkstoffe des Betelsamens freizusetzen. Alsdann gibt sie zerkleinerte Stücke des Betelsamens auf die Betelblätter.

Um den bitteren Geschmack der Betelnuss zu kaschieren, gibt man wahlweise Anis, Curcuma, Ingwer, kandierte Früchte, Kardamom, Minze, Nelken oder Süßholz dazu. Auch die Zugabe von Tabak ist üblich, in manchen Ländern werden auch weitere psychoaktive Stoffe (z. B. Nikotin, Haschisch oder auch Opium) zugesetzt.

Zum Schluss werden die Betelblätter zusammengerollt, so dass ein handliches Päckchen entsteht. Üblicherweise wird der Betelbissen kurz im Mund gekaut und dann längere Zeit in der Backentasche ausgesaugt. Der dabei reichlich entstehende blutrote Speichel wird von Zeit zu Zeit ausgespuckt. Auch ich erwerbe für kleines Geld drei Betelbissen, die ich aber zunächst unschlüssig mit mir herumtrage. Die Wirkung besteht für den Betelkauer darin, dass er sich in einen Zustand des Wohlbefindens, der stoischen Gelassenheit, der Sorglosigkeit und der Euphorie versetzt. Auch ich will mir diesen Zustand zu Eigen machen und beschließe, den Betelbissen später – abseits des Markttrubels – zu genießen.

Betelkauen - Genuss oder Sucht?

Auf den Straßen von Südostasien sind sie allenthalben anzutreffen, die Betelkauer. Wenn man dort auf einen Einheimischen stößt, der einen freundlich anlächelt und dabei gleichzeitig schwärzlich gefärbte Zähne offenbart - dann ist man gerade einem Betelkauer begegnet. Aber was ist das eigentlich genau, das Betelkauen? Was macht das Betelkauen derart beliebt, dass sich etwa ein Zehntel der Weltbevölkerung dem Betelgenuss verschrieben hat? Wie wirkt die Betelnuss - der Hauptbestandteil des Betelbissens? Und warum sind die Straßen von Südostasien weit und breit mit den blutroten Flecken der Betelkauer gepflastert?

Betel wird bereits seit etwa 2000 Jahren v. a. in Südasien und Südostasien konsumiert, nach Nikotin und Alkohol ist es die beliebteste psychostimulierende Substanz.

Warum übt Betel auf viele Menschen eine derart magische Anziehungskraft aus? – Ist es die Tatsache, dass die Droge den Konsumenten in einen Zustand der erdentrückten Sorglosigkeit führt, in eine Welt von bunter Fantasie, in ein betörendes Enthobensein von Raum und Zeit? Oder ist es eher die Tatsache, dass Betel die Tatkraft sowie die körperliche und geistige Leistungsfähigkeit steigert?

Oder schätzt man, dass Betel Sorgen und Kummer mildert und das Leben – zumindest scheinbar – zu versüßen vermag?

Vielleicht ist es aber auch einfach die Gewohnheit – oder vielmehr die Sucht – die Menschen immer und immer wieder zu Betel greifen lässt? Und welchen Tribut zahlen die Betelkauer für den vielgelobten Genuss? Ist es nur ein kurzfristiger Betrug des Bewusstseins – oder zahlen die Betelkauer einen hohen Preis mit Nebenwirkungen und langfristigen negativen Folgen für die Gesundheit?

Diesen und vielen weiteren brisanten Fragen geht Apothekerin Dr. Angela Fetzner in ihrem Buch ausführlich nach.

Hinweis

Ich möchte an dieser Stelle darauf hinweisen, dass die Betelnuss eine giftige und nicht ungefährliche Droge ist, von eigenen Experimenten mit dieser Droge ist daher dringend abzuraten. Die Gefährlichkeit der Betelnuss ergibt sich insbesondere aus ihrer engen therapeutischen Breite, d. h. die Bandbreite zwischen erwünschter Wirkung und starken Nebenwirkungen bis hin zum Tod ist oft sehr schmal. Alle dargestellten Rezepte dienen daher lediglich der Information des Lesers/der Leserin. Nicht nur die Betelnuss ist giftig – auch viele andere in diesem Buch aufgeführten Pflanzen und Zutaten sind gefährlich, giftig und teils auch illegal. Dies ist an den jeweiligen Textstellen nicht im Einzelnen vermerkt.

Wer nichtsdestotrotz die Betelnuss oder andere genannte Pflanzen/Zutaten in gleich welcher Form anwendet, tut dies auf eigene Gefahr.

Die Autorin übernimmt keinerlei Haftung.

Ich hoffe, Ihnen mit diesem notwendigen Gefahrenhinweis nicht den Spaß und die Freude an diesem Buch zu trüben. Aber noch immer – oder auch gerade noch immer - gilt **Paracelsus'** berühmter Spruch:

„Alle Dinge sind Gift, und nichts ist ohne Gift; allein die Dosis macht, dass ein Ding ein Gift ist."

Nun aber in medias res – lassen Sie uns die Geschichte von den Betelkauern beginnen!

Verbreitung des Betelkauens

Abgesehen vom Alkohol- und Nikotinkonsum ist Betelkauen die weltweit am meisten verbreitete Sucht. Es liegen keine exakten Zahlen vor, aber man vermutet, dass etwa ein Zehntel der Weltbevölkerung regelmäßig Betel konsumiert. Freilich konnte sich das Betelkauen nur in Gegenden einbürgern, in denen der Betelpfeffer wächst oder in unmittelbarer Nähe der Anbaugebiete, da sich nur frische Betelblätter zur Herstellung der Betelprieme eignen. Demnach reicht das Verbreitungsgebiet des Betelkauens von Südasien, Südostasien über Pakistan bis nach Papua-Neuguinea. Während der Gebrauch von Betel in einigen Ländern (z. B. Taiwan) rückläufig ist (aufgrund von umfangreichen Aufklärungsmaßnahmen über die Gefahren von Betel), steigt in anderen Ländern (bspw. auf den Philippinen) der Konsum von Betel.

Allgemein lässt sich auch sagen, dass der Konsum von Betel hauptsächlich in ländlichen Gegenden geschätzt wird, während Betelkauer in urbanen Gegenden seltener anzutreffen sind. Mehrheitlich frönen Männer dem Genuss von Betel, bei Frauen ist die Verwendung weit weniger verbreitet. Die Gründe für den Konsum von Betel sind zahlreich und so vielfältig wie die Menschen selbst.

Zum einen wird Betel häufig als Wachmacher nach dem Essen gekaut, zum anderen wird es seit jeher Gästen als Zeichen der Gastfreundschaft und der Höflichkeit gereicht. Auch bei Zeremonien, Empfängen und religiösen Festen ist Betel als kulturelles Element nicht wegzudenken.

Freilich sind es auch die harten und entbehrungsreichen Lebensumstände in vielen Teilen Asiens, die zahlreiche Menschen zu Betel greifen lassen. So halten sich insbesondere Bauarbeiter, Lastwagenfahrer und Taxifahrer während langer Schichtdienste mittels Betelbissen wach und konzentriert. Aber auch geistig Schaffende rühmen, dass Betel das Nachdenken erleichtert und die geistige Leistungsfähigkeit erhöht. So kommt es, dass Betelbissen in ganz Südostasien und Indien als Genuss- und nicht als Rauschmittel gelten. Und so wie jede Zeit ihr eigenes Rauschmittel hat, hat auch jede Kultur ihre eigene Droge – welche in Südostasien und Südasien v. a. einen Namen trägt: Betel.

Geschichte des Betelkauens

Eine so weite Verbreitung eines Genussmittels wie die des Betels setzt eine lange geschichtliche Vergangenheit voraus. Nur so lässt sich die Verbreitung von Land zu Land erklären, die aller Wahrscheinlichkeit nach ihren Ursprung im indischen Archipel (Malaiisches Archipel) genommen hat. Denn das Eindringen in verschiedenartige Volksschichten und in räumlich weit auseinander liegende Gebiete kann nur durch einen sehr langen Zeitraum der Verbreitung erklärt werden. So geht man davon aus, dass das Betelkauen schon vor weit mehr als zweitausend Jahren praktiziert wurde. Theophrastus von Eresos (um 371 v. Chr.-287 v. Chr., griechischer Philosoph und Naturforscher), der als frühester Begründer der wissenschaftlichen Botanik gilt, liefert in seiner Geschichte der Pflanzen (lat. *De Historia Plantarum*) eine ausführliche Beschreibung der Blätter der Arecapalme. Das Betelblatt, der zweite wichtige Bestandteil des Betelbissens, wird bereits in der ältesten einheimischen geschichtlichen Urkunde Sri Lankas, um das Jahr 504 v. Chr., als ein Geschenk einer Prinzessin an ihren Geliebten erwähnt.

Auch berühmte persische Ärzte wie Rhazes (um 864-925, persischer Arzt, Naturwissenschaftler und Alchemist) und Avicenna (um 980-1037, persischer Arzt, Alchemist, Astronom, Dichter, Philosoph, Physiker und Mathematiker) beschrieben die Betelnuss. Im Laufe der Jahrhunderte, als sich die Verbindungswege per Schiff Richtung Osten allmählich vervollkommneten, machten sich immer mehr Reisende besonders nach Indien auf und lieferten in ihren späteren Reiseberichten ausführliche Beschreibungen der Betelnuss, des Betelblatts sowie Darstellungen über die Gewohnheit des Betelkauens. Eine gute Beschreibung liefert etwa Garcia da Orto (1499-1568, portugiesischer Arzt und Botaniker), der als Arzt und Statthalter mehr als 30 Jahre in Indien tätig war. Sein Pflanzenwerk erschien 1567 in portugiesischer Sprache (**Colóquios dos Simples e Drogas e Cousas Medicinais da Índia**) und wurde 1605 in lateinischer Sprache in Carolus Clusius' (1526-1609, niederländischer Botaniker und Gelehrter) Werk **Exoticorum libri** aufgenommen. Auch Jan Huygen van Linschoten (1563-1611, niederländischer Kaufmann, Autor, Entdecker) berichtet in seinem Werk **Navigatio ac itinerarium in Orientalem sive Lusitanorum Indiam** (1599, aus dem Niederländischen ins Lateinische übersetzt) von der Betelnuss und seiner Wirkung auf den Menschen.

Das Betelkauen verbreitete sich demnach immer mehr, und fand erst dort seine natürliche Grenze, wo die notwendigen Bestandteile wegen ungeeigneter Bodenbeschaffenheit oder unpassender Klimaverhältnisse nicht gedeihen konnten – oder wenn durch eine lange Transportdauer oder Zwischenhandel die Bestandteile ihre Wirkung verloren oder aber so teuer wurden, dass den niederen Bevölkerungsschichten dadurch der Gebrauch verschlossen blieb. Denn die wichtigsten Voraussetzungen für eine weite Verbreitung eines Genussmittels sowie dessen nachhaltiger Einbürgerung sind, dass dieses Genussmittel preiswert sowie leicht erhältlich ist. So ist Betel auch noch heutzutage das bevorzugte Genussmittel in ganz Süd-, Ost- und Südostasien, auch wenn der Konsum immer mehr von Tabak und Alkohol zurückgedrängt wird. Insbesondere in Ländern wie Myanmar ist das Betelkauen jedoch noch immer sehr weit verbreitet, währenddessen die Sitte in Japan nie Fuß fassen konnte.

Auch nach Europa ist der Betelgenuss nie vorgedrungen, was teils durch die nicht vorhandene Verfügbarkeit der Betelblätter in Europa (schnelles Verderben der Betelblätter beim Transport und dadurch bedingter Verlust der Wirkstoffe) bedingt ist, teils dem hierzulande unästhetisch empfundenen Prozess des Betelkauens (permanentes Ausspucken, Verfärbung der Zähne und des Zahnfleischs) geschuldet ist.

So ist der Konsum von Betel in Europa meist eher experimenteller Natur und beschränkt sich auf die Einnahme von Betelnüssen ohne Betelblätter. Fertigprodukte, wie sie v. a. in Indien produziert werden, sind hierzulande in Asia-Läden erhältlich (Fertigprodukte ohne Betel-Blätter). Kürzlich habe ich in einem hiesigen Onlinegeschäft jedoch Betel-Blätter, die zum Verkauf angeboten wurden, gesichtet – indes verwundert es nicht, dass Käufer in Bewertungen reklamierten, dass die Ware verdorben und ungenießbar war. Weiterhin ist mir aufgefallen, dass bei Amazon (USA) sowohl Betelblätter als auch Betelnüsse und gelöschter Kalk zu erwerben sind, so dass der Verbraucher seine Betelbissen auch in den USA zubereiten kann – was die Qualität und Wirkung der Betelbisse anbetrifft, steht jedoch sicher außer Diskussion.

Herstellung und Bestandteile des Betelbissens

Zur Herstellung der Betelbissen werden üblicherweise mindestens drei Bestandteile benötigt: Die Betelnuss (lat. Areca catechu), die Blätter des Betelpfeffers (lat. Piper betle) und gelöschter Kalk. Auch wenn der Namensgeber für den Betelbissen die Blätter des Betelpfeffers sind, ist die pharmakologisch wirksame Komponente die zerkleinerte Betelnuss. Gelöschter Kalk (Calciumhydroxid) sorgt indes dafür, dass der Hauptwirkstoff (ein Alkaloid, dazu später mehr) in die basische Form umgewandelt wird - in dieser Form kann das Alkaloid die sogenannte Blut-Hirn-Schranke überwinden und somit besser resorbiert werden. Der Kalk wird häufig, um die Optik zu verbessern, mit Curcuma gefärbt. Oftmals werden dem Betelbissen weitere Zutaten wie verschiedene Gewürze oder Früchte (Anis, Curcuma, Ingwer, kandierte Früchte, Kardamom, Kokosnuss, Koriander, Limetten, Minze, Moschus, Muskat, Nelken, Süßholz, schwarzer Pfeffer und Zimt) sowie andere psychoaktive Substanzen (Haschisch, Nikotin, Cocablätter und Opium) zugesetzt.

Neben Gewürzen und psychoaktiven Substanzen erfolgt häufig die Zugabe von Gambir. Gambir ist der aus Uncuaria gambir (Stammpflanze) gewonnene und eingedickte, gerbstoffreiche Extrakt aus den Blättern und Trieben der Pflanze. Uncuaria gambir (Familie Rötegewächse, lat. Rubiaceae) ist eine in Südostasien beheimatete strauchartige Kletterpflanze.

Zur Herstellung des Betelbissens werden gewöhnlich ein bis drei Betelblätter mit etwas Brei aus gelöschtem Kalk bestrichen und dann mit einigen Stücken einer frischen oder weich gekochten und zerkleinerten Betelnuss versetzt. Danach werden – wie bereits beschrieben – je nach Wunsch weitere Zutaten zugegeben. Die für die Betelbissen verwendeten Betelblätter sollten möglichst frisch sein – nur dann haben sie einen hohen Gehalt an Eugenol (ätherisches Öl), welches den bitteren Geschmack der Betelnuss teilweise überdeckt. Auch wenn die oben genannte Art der Zubereitung von Betelbissen die gebräuchlichste ist, gibt es – je nach Kulturkreis und Region – unzählige andere Arten zur Herstellung von Priemen. So ist es in Indien auch üblich, die Betelnuss in vier oder mehr Stücke zu schneiden und jeweils ein Stück davon in den Mund zu schieben. In Thailand dagegen schneidet man ein Stück von der Hülle der Betelnuss ab und befördert die Nuss mittels der Hülle in den Mund.

Danach wird ein Betelblatt mit etwas gelöschtem Kalk bestrichen, zusammengerollt und der Betelnuss in den Mund nachgeschoben. Häufig wird auch ein Stück Betelnuss in ein Betelblatt gewickelt, mit Kalk bestreut oder in diesen getaucht und dann in den Mund gesteckt. Auf den Philippinen geht man hingegen oftmals folgendermaßen vor: Ein Blatt Betelpfeffer wird mit einem kleinen Stück gelöschten Kalks bestrichen und von beiden Rändern zusammengerollt. Alsdann wird das eine Ende der Rolle in das andere gesteckt, so dass ein Ring entsteht.

In diesen Ring wird ein Stück Betelnuss passender Größe hineingesteckt. Auf Malaysia, Borneo und Java gibt es wieder eine abgewandelte Herstellungsweise: Zunächst wird das Betelblatt vorsichtig am Knie hin und her gestrichen, um etwaige Wassertropfen zu entfernen. Hierauf wird die Oberseite des Betelblattes dünn mit gelöschtem Kalk bestrichen, dann wird je ein Stückchen Betelnuss und Gambir auf das Blatt gelegt, welches nach der Prozedur zwei- bis dreimal gefaltet wird. Den so erhaltenen Betelpriem nennt man auch *Sepah* oder *Sirihpriem*. Wenn beim Kauen kein Saft mehr aus dem Betelbissen gepresst werden kann, legt man häufig Tabak in das Betelblatt nach.

An der Nordostküste von Papua-Neuguinea wird folgendermaßen verfahren: In einer Calebasse wird pulverisierter ungelöschter Kalk aufbewahrt. Dieser wird von Zeit zu Zeit mit einem Spatel in den Mund gebracht, wo er gelöscht wird. Bereits zuvor hat man Betelblätter und noch unreife, grüne Betelstücke im Mund zerkaut. In Neu-Britannien werden Betelnuss und Betelblätter meist in gebrannten Kalk getaucht. In einigen Gegenden wird auch Catechu zugesetzt, der Presssaft aus dem Holz von Acacia catechu. Der Zusatz von Catechu ist bspw. besonders auf Bali beliebt. Bei den Malaien werden die Prieme besonders sorgfältig zubereitet. Nach einem komplizierten Verfahren werden die Betelblätter gewässert, dann getrocknet und die Hauptnerven entfernt.

Neben der Betelnuss wird noch Gambir, Catechu und/oder Tabak zugegeben. Früher benutzten malaiische Giftmörder übrigens eine Mischung aus Betelnüssen und Opium, um ihre Opfer zu vergiften und auszurauben. Insbesondere in Indien wird zum Betelbissen (in Indien *pan* genannt) häufig noch Tabak zugesetzt, diese Art der Zubereitung ist in Indien mittlerweile sogar am beliebtesten. Europäer empfinden den Geschmack der Betelbissen mit Tabak versetzt indes häufig als unangenehm.

Mit Tabak versetzte Betelbissen sind inzwischen auch fertig verpackt erhältlich. Auch setzen sich Betelprieme ohne Betelpfeffer (**Gutka, Pan masala**) immer mehr durch, diese Prieme sind besonders bei Jugendlichen beliebt. **Palang tor** (sogenannte Hochzeitsbrecher) sind bestimmte Betelbissen, die vom Bräutigam in der Hochzeitsnacht als Stimulans verwendet werden. Die Zusammensetzung der „Hochzeitsbrecher" ist geheim und wird von einer Generation Betelbereiter (**panwari** oder **panwadi** genannt) zur nächsten weitergegeben. Aber so fantasievoll die Betelprieme gestaltet werden – so unappetitlich ist ihr Ende, wie im nächsten Kapitel zu lesen ist.

Die Betelkauer

Die Straßen und Gehsteige von Südostasien sind - soweit das Auge reicht - gesäumt von tiefroten Flecken. Der unbedarfte Tourist könnte meinen, es handle sich dabei um Blutspuren. Mitnichten. Es sind Betelflecke, denn Betel regt den Speichelfluss an und der entstehende Speichel muss schließlich irgendwo entsorgt werden – und sei es aus dem Auto, dem Lastwagen oder dem Bus. Notfalls auch vom Taxifahrer aus dem fahrenden Auto - regelmäßig fliegt Spucke in hohem Bogen aus dem Fenster – als Passant muss man indes aufpassen, nicht Opfer einer solchen Spuckattacke zu werden. Gegen das permanente Ausspucken scheinen selbst Verbotsschilder nichts zu nützen, die vielerorts aufgestellt sind – und die das Spucken gänzlich verbieten oder zu diszipliniertem Spucken auffordern. Im Gegenteil, manche Betelkauer bemühen sich gar, möglichst kunstvoll auszuspucken und auf Bali herrscht mancherorts sogar die Ansicht, dass Frauen, die nicht ausspucken können, nichts taugen. Aber nicht nur Betelflecke erregen die Aufmerksamkeit des geneigten Touristen oder erzeugen bei diesem Ekel und Abscheu – auch die rot gefärbten Zähne und die roten Münder der Betelkauer bieten keinen verlockenden Anblick.

Jahrelanges Betelkauen fordert seinen Tribut, spätestens ab Mitte dreißig zeigen sich im Mund des Betelkauers meist rot-schwarz verfärbte Zahnstummel und ein sichtlich angegriffenes und degeneriertes Zahnfleisch. Man könnte sich geradewegs in einem schlechten Horrorfilm wähnen, wenn ein Betelkauer den Mund öffnet und sich das ganze Grauen offenbart. Was für unsere Begriffe aber nicht gerade appetitlich und reizvoll wirkt, gilt in manchen Gegenden Südostasiens tatsächlich als Schönheitsideal. Denn während weiße Zähne dort das Signum von Tieren oder Dämonen sind, sind schwarze oder rote Zähne ausschließlich dem Menschen vorbehalten. In Malaysia kursiert teilweise die Ansicht, dass weiße Zähne für den Menschen unwürdig sind, weil diese dem Gebiss von Hunden und Affen nachempfunden seien. Dieses Schönheitsideal ist jedoch rückläufig, gerade Leute, die in der Öffentlichkeit stehen, möchten sich nicht unbedingt mit schwarzen Zahnstummeln präsentieren. Durch das ständige Kauen der Betelprieme verändert sich auch die Form des Kiefers und die Lippen werden größer – aber auch diese dem Betelkauen geschuldeten anatomischen Besonderheiten werden in den Ländern Südasiens und Südostasiens häufig als besonders attraktiv empfunden.

Kehren wir nun aber zu den blutroten Speichelflecken der Betelkauer zurück, welche sämtliche Straßen Südostasiens pflastern. Ursache für den roten Speichel sowie für die Verfärbungen der Zähne und des Zahnfleischs ist der rot färbende Gerbstoff Arecarot, der in der Betelnuss gar einen Gehalt von bis zu 15 % aufweist. Der Betelbissen wird von den Betelkauern kurz gekaut, dann in den Backentaschen geparkt und dort über einen längeren Zeitraum – unter Umständen über Stunden – ausgesaugt. Der sich dabei – durch das Alkaloid Arecolin – vermehrt entwickelnde Speichel wird von Zeit zu Zeit ausgespuckt. Im Übrigen gibt es kaum eine Gelegenheit, bei der Betelbissen nicht gekaut werden: Bei Versammlungen, bei Festen, bei religiösen Veranstaltungen, nach der Mahlzeit – ja sogar im Schlaf werden die Betelprieme mitunter von den Konsumenten in den Wangentaschen eingeklemmt und ruhen dort, bis der Schlafende aufwacht. In vielen Regionen ist es auch üblich, Gästen als Zeichen der Gastfreundschaft Betelbissen zu reichen – eine Ablehnung der Betelbissen von Seiten der Gäste gilt indes als grobe Unhöflichkeit. Besonders auch bei Taxi- und Busfahrern, Bauarbeitern und Marktverkäufern ist Betel sehr beliebt – hilft es doch dabei, länger wach und konzentriert zu bleiben.

Die Betelbissen werden dabei immer an dieselbe Stelle in der Mundhöhle geschoben und dort stundenlang behalten und ausgesaugt – anschließend wird permanent ausgespuckt, denn ein Verschlucken des Betelbissens wäre aufgrund der Bestandteile nicht besonders magenfreundlich. So verbreitet das Betelkauen in Südostasien ist, so allgegenwärtig sind auch die Betelbissen, die an jeder Ecke verkauft werden. In Städten, in Dörfern, in Gassen, auf dem Markt, kurz überall, werden die Betelprieme in der Regel von jungen Frauen angeboten. Auch Straßenhändler tragen die Betelbissen in um den Hals gehängten Schalen und verkaufen diese an Straßenkreuzungen an vorbeifahrende Autofahrer.

Ein Phänomen gibt es dagegen nur in Taiwan: Dort verkaufen sogenannte Betelnuss-Mädchen – leicht bekleidete Mädchen, die in mit Neonlicht beleuchteten Glaskästen „ausgestellt" sind – Betelbissen an die vorwiegend männliche Kundschaft. Dieses Phänomen hat eine Diskussion unter Frauenrechtlerinnen angefacht, die darin eine Ausbeutung der jungen Mädchen sehen.

Inhaltsstoffe der Betelnuss und deren Wirkung

Für die vielfältigen Wirkungen der Betelnuss sind hauptsächlich Alkaloide (Pyridinalkaloide) verantwortlich. Die Betelnuss enthält 0,3-0,6 % Alkaloide, bei diesen handelt es sich um Arecolin, Arecaidin, Arecilidin, Arecolidin, Guvacolin, Guvacin und Isoguvacin.

Der Wirkstoffgehalt in den Nüssen ist abhängig vom Wuchsort, vom Reifegrad, weiter von der Frische der Betelnuss und der Varietät und kann infolgedessen starken Schwankungen unterliegen. Für die stimmungsaufhellende und euphorisierende Wirkung der Betelnuss ist v. a. Arecaidin verantwortlich, welches durch die Reaktion mit gelöschtem Kalk aus Arecolin (ölige Flüssigkeit, Methylester des Arecaidins) freigesetzt wird. Bei der Freisetzung von Arecaidin aus Arecolin entsteht außerdem noch das giftige Methanol, jedoch in so geringer Menge, dass die toxische Wirkung des Methanols nicht zum Tragen kommt. Auch Guvacin trägt zur aufheiternden Wirkung bei, Guvacin wird aus Guvacolin ebenfalls durch den Zusatz von Kalk freigesetzt. Der dem Betelbissen zugesetzte Kalk bewirkt, dass spätestens im Mund ein Großteil des Arecolins in Arecaidin und Guvacolin zu Guvacin umgewandelt wird.

Alle Alkaloide haben hierbei die gleiche Grundstruktur und gehören zu einer ähnlichen Klasse wie das Nikotin (Pyridinalkalode).

Arecolin, aus dem das wirksame Alkaloid Arecaidin freigesetzt wird, hat ein gänzlich anderes Wirkprofil als Arecaidin. So ist Arecolin ein starkes Parasympathomimetikum. Der Parasympathikus wiederum ist eine der drei Komponenten des vegetativen Nervensystems – er wird gelegentlich auch als „Ruhenerv" bezeichnet, da er dem Stoffwechsel, der Erholung und dem Aufbau körpereigener Reserven dient. Gegenteilige Funktionen werden vom Sympathikus gesteuert, der z. B. bei Stress eine Leistungssteigerung des Körpers bewirkt. Diese beiden Hauptkomponenten des vegetativen Nervensystems ergänzen sich als Gegenspieler. Als parasympathomimetischer Teil des Nervensystems wirkt Arecolin als Partialagonist an muskarinischen Acetylcholinrezeptoren. Dies bedingt eine erhöhte sekretorische Aktivität der Drüsen, was z. B. zu erhöhtem Speichelfluss (ständiges Ausspucken) führt. Weitere Effekte der parasympathomimetischen Wirkung sind die Abnahme der Herzfrequenz, die Senkung des peripheren Gefäßwiderstandes, die Steigerung der Sekretion im Magen, in den Schweißdrüsen und in den Bronchien sowie die Zunahme des Tonus der glatten Muskulatur des Magen-Darm-Kanals. Arecolin wird aber nur in geringem Ausmaß über die Mundschleimhaut resorbiert, weil beim Kauen ständig Umwandlung zu Arecaidin stattfindet – und Arecaidin ist weit weniger toxisch als Arecolin und ist vielmehr für die erwünschten Wirkungen verantwortlich.

Würde man den Betelbissen indes essen und dem Verdauungstrakt zukommen lassen, würde Arecolin in weit größerem Maße vom Körper resorbiert werden. Die Methode des Kauens mit Kalk stellt somit einen optimierten Prozess dar, der die toxischen Nebenwirkungen in Grenzen hält und dagegen ein Maximum an zentral stimulierender Wirkung ermöglicht. Da die Methode des Betelkauens schon uralt ist, haben die Anwender wohl intuitiv gewusst, welche Form der Aufnahme die optimale ist – auch die Beigabe von Kalk wurde seit jeher praktiziert, was angesichts der fehlenden pharmakologischen Kenntnisse zur damaligen Zeit recht erstaunlich ist. Es waren sicherlich auch viele Versuche mit unterschiedlichen Priemzubereitungen erforderlich, bis man schließlich die ideale Darreichungsform fand. Arecaidin – das, wie beschrieben, aus Arecolin durch die Einwirkung von Kalk freigesetzt wird – ist für die stimulierende Wirkung des Betelbissens verantwortlich.

Arecaidin wirkt belebend, anregend, aphrodisierend und potenzsteigernd. Geistige und körperliche Leistungsfähigkeit nehmen zu, außerdem verbessern sich Denk- und Lernfähigkeit. Ein Gefühl des allgemeinen Wohlbehagens breitet sich aus, der Betelkauer fühlt sich aufgeheitert und in gute Laune versetzt. Hierdurch ist auch die antidepressive und anxiolytische (angstlösende) Wirkung begründet. Der Konsument ist euphorischer Stimmung und in einen Zustand der Gelassenheit, der wohligen Wärme und der stoischen Ruhe versetzt.

Gleichzeitig fühlt sich der Betelkauer leicht angeregt. Körper und Psyche kommen besser mit Stress zurecht, der Betelkauer reagiert vielmehr gleichmütig und gelassen auf jede Art von Strapazen und Belastungen. Müdigkeit, Appetit und Durst werden ausgebremst. Auch ein frischer Atem wird als Wirkung gelobt. Zusätzlich ist eine leicht berauschende (halluzinogene Wirkung) festzustellen – der erzeugte Rauschzustand ist abhängig von Alter, Varietät und Reifezustand der Nüsse. Junge, unreife Früchte können stärkere rauschartige Zustände erzeugen, auch spezielle Arten der Betelnüsse (z. B. *toung-noo* aus Myanmar sowie eine bestimmte Art, die auf den Molukken wächst) sind für ihre berauschende Wirkung bekannt.

Nicht jeder Mensch verspürt dabei die gleichen oder alle genannten Wirkungen, da jede Person individuell auf die Wirkstoffe im Betelbissen reagiert. Auch ist die Wirkung davon abhängig, ob man an den Genuss der Betelnuss gewöhnt ist oder nicht. Wie bereits erwähnt, ist Arecaidin verantwortlich für die psychostimulierende Wirkung, in geringerem Maße auch Guvacin. Die Wirkung kommt dadurch zustande, dass Arecaidin und Guvacin die Wiederaufnahme (*Reup-take*) des Neurotransmitters GABA (Gamma-aminobuttersäure) in die Nervenzellen verhindern, wodurch Zustände wie Euphorisierung und Stimulierung hervorgerufen werden. Insgesamt gesehen wirkt der Betelbissen als typisches Aufputschmittel (Upper), seine Wirkung reicht aber keineswegs an starke Drogen heran.

Neben Alkaloiden enthält die Betelnuss als Inhaltsstoffe Gerbstoffe vom Tannintyp (Phlobotannine, Gallsäure, Gallotanninsäure). Weitere Inhaltsstoffe sind Schleime, Harz, Kohlenhydrate (Saccharose, Galactose, Mannose), Proteine, Saponine, Carotinoide, Mineralstoffe (Calcium, Eisen), Spurenelemente (Phosphor) sowie Lipide (fettes Öl mit Glyceriden der Palmitinsäure und der Stearinsäure).

Therapeutisch wird die Betelnuss heutzutage v. a. noch bei Eingeweidewürmern bei Rindern und Hunden eingesetzt. Die Alkaloide der Betelnuss töten Bandwürmer ab, z. B. den Schweinebandwurm (Taenia solium), ferner Spülwürmer (Ascariden), Madenwürmer (Oxyuren), weiter den großen Leberegel (Fascicla hepatica), den kleinen Leberegel (Dicroelium dentriticum) und den Riesendarmegel (Faciolepsis). Die Wirkung kommt dadurch zustande, dass die Parasiten durch die Alkaloide gelähmt werden. So verlieren sie ihren Halt an den Wänden des Darms und können mühelos mit dem Stuhl ausgeschieden werden.

Die Gerbstoffe in der Betelnuss können ferner zum Färben von bspw. Stoffen verwendet werden.

In der traditionellen chinesischen Medizin (TCM) wird die Betelnuss in geringen Dosen bei allen Arten von Stauungsprozessen im Körper verwendet sowie zur Ausleitung von Feuchtigkeit (bei geschwollenen und aufgedunsenen Körperteilen sowie bei Bauchwassersucht).

Auch im Kampf gegen die Malaria wird die Betelnuss eingesetzt. In der ayurvedischen Medizin wird die Betelnuss bei Verdauungsstörungen, Nervenleiden, Durchfall, Hautjucken sowie als Wunddesinfiziens eingesetzt. In der Volksmedizin wird die Betelnuss bei Ruhr, Malaria, Kopfschmerzen, Hautinfektionen und schlechtem Atem eingesetzt.

Zusätzlich wird die Betelnuss zur Steigerung der Potenz verwendet, auch soll sie die Kommunikation mit den Göttern einleiten.

Erst kürzlich hat man im Rahmen einer wissenschaftlichen Studie herausgefunden, dass an Schizophrenie erkrankte Männer, die Betelnüsse konsumieren, weniger und leichtere Positivsymptome der Schizophrenie aufweisen als diejenigen Männer, die keine Betelnüsse konsumieren. Dieser interessante Aspekt könnte möglicherweise in naher Zukunft auch therapeutisch genutzt werden.

Nebenwirkungen und Gefahren des Betelkonsums

Bei den Gefahren und Nebenwirkungen des Betelkauens muss zwischen akuten Nebenwirkungen und Langzeitfolgen unterschieden werden. Akute Nebenwirkungen, besonders bei Einnahme einer höheren Dosis, sind neben dem schon genannten erhöhten Speichelfluss ferner Schweißausbrüche, Bradykardie (langsame Herzfrequenz), Brennen im Mund- und Rachenraum, Schwindel, Magenbeschwerden, Brechreiz, Übelkeit sowie vermehrte Harnausscheidung. In seltenen Fällen kann es zu Psychosen kommen. Bei Überdosierung kommt es in der Regel zu starkem Zittern, Desorientiertheit, Verwirrtheit, Panik, Pupillenerweiterung, Sehstörungen, Durchfall, Erbrechen, Verlangsamung der Herztätigkeit und Blutdruckabfall, weiterhin zu Krämpfen und Koliken. Der Tod erfolgt durch Herz- und Atemlähmung, dabei beträgt die tödliche Dosis üblicherweise 8-10 g der Samen. Als Erste-Hilfe-Maßnahmen bei Überdosierung werden Aktivkohle und Natriumsulfat verabreicht (Aktivkohle absorbiert die Wirkstoffe, Natriumsulfat führt zu deren Ausscheidung). Atropin dagegen wirkt als direktes Gegengift (Antagonist vom Muskarin). Bei Aufnahme sehr großer Mengen an Betelnuss kann auch eine Magenspülung sinnvoll sein.

Bei schweren Vergiftungen erfolgen Intubation und künstliche Beatmung. Bei Herzstillstand werden Herzmassage und Schocktherapie durchgeführt. Die Funktion von Herz, Leber und Niere sind ständig zu überwachen. Auch soll reichlich Flüssigkeit gereicht werden.

Bei kontinuierlichem Konsum der Betelnuss kommt es – wie schon beschrieben – zunächst zu Läsionen und Verfärbungen der Mundschleimhaut, mit der Zeit aber zu schwersten chronischen Entzündungen der Mundschleimhaut (Mukositis). Weiter kommt es zur sogenannten Betelkauermukosa mit rotbrauner Verfärbung der Mundschleimhaut und krustigem Belag auf der Mundschleimhaut. Die Mundhöhlenschleimhaut unterliegt an den bevorzugten Kaustellen ferner Atrophien (Gewebeschwund), Leukoplakie (Reizung und Verdickung der Schleimhaut) und Metoplasien (Umwandlung einer differenzierten Zell- oder Gewebeart in eine andere), aus der sich Krebs entwickeln kann. Weiter kommt es zu Fibrosen, das sind Vernarbungen der Mundschleimhaut, welche das Öffnen des Mundes und das Bewegen der Zunge einschränken, so dass der Sprechvorgang erschwert wird. Außerdem stellen die Fibrosen Vorstufen bestimmter Krebsarten (sogenannte Präkanzerosen) dar.

Selbstredend ist, dass auch der zugesetzte gelöschte Kalk zu Schädigungen an Zähnen und Mundschleimhaut sowie zu Krusten auf Zähnen und Schleimhaut führen kann. Auch das vermehrte Auftreten von bestimmten Krebsarten ist auf langjährigen Konsum von Betelbissen zurückzuführen. Je länger und je häufiger Betel konsumiert wird, umso größer ist das Risiko der bösartigen Entartung von Zellen.

So kommt es bei chronischem Gebrauch der Betelnuss v. a. zu einer erhöhten Rate von Plattenepithelkarzinomen der Mundschleimhaut. Krebserkrankungen im Rachen- und Mundbereich treten weltweit in Südostasien am häufigsten auf, bei 85 % der Krebserkrankten handelt es sich wiederum um Betelkauer. In Taiwan zählt bspw. Mundkrebs zu den zehn häufigsten Todesursachen. Der erhöhte und langjährige Konsum von Betel bedingt jedoch nicht nur lokale, sondern auch systemische Krebserkrankungen. So treten bspw. auch Speiseröhrenkrebs und hepatozelluläre (Leberzell-) Karzinome vermehrt auf – all diese Krebsarten sind schlecht behandelbar und haben eine schlechte Prognose. Bezüglich der erhöhten Rate von bestimmten Krebserkrankungen spielen Nitrosamine wie N-Nitrosoguvacin, N-Nitrosoguavacolin sowie weitere Nitrosamine eine entscheidende Rolle.

Die Nitrosamine werden ihrerseits aus den Alkaloiden gebildet und können im Speichel von Betelkauern nachgewiesen werden – die Nitrosamine entstehen beim Kauen in Abhängigkeit von der Zubereitungsart. Offenbar kann das in den Betelblättern enthaltene Hydroxychavicol die Bildung von Nitrosaminen teilweise verhindern, so dass sich der Zusatz von Betelblättern zum Betelbissen einmal mehr als sinnvoll erwiesen hat. Auch wird diskutiert, dass die Entstehung von freien Radikalen aufgrund von Oxidationsprozessen (Oxidation von Gerbstoffen) für die erhöhte Krebsrate bei Betelkauern verantwortlich sein könnte.

In Betelnüssen sind zwar auch Polyphenole mit tumorhemmender und immunstimulierender Wirkung als Inhaltsstoffe nachweisbar – die Wirkung dieser Polyphenole ist aber oft nicht ausreichend, um die Entstehung von bestimmten Krebsarten zu verhindern. Neben den kanzerogenen Effekten wurden auch mutagene (erbgutverändernde) Effekte bei langjährigem Konsum von Betel festgestellt. Die durch Betelkauen fortschreitende Degeneration der Zähne, die bis zum Ausfallen der gesamten Zähne führt, wurde bereits besprochen.

Weitere Nebenwirkungen bei chronischem Gebrauch sind Appetitlosigkeit, Verdauungsstörungen, Veränderungen der Speiseröhrenschleimhaut und Übelkeit. Betel führt mit der Zeit auch zu Veränderungen der Dünndarmschleimhaut, was eine unzureichende Aufnahme der Nahrung zur Folge hat (Malabsorption). Natürlich spielt auch die Entwicklung von Abhängigkeit und Sucht bei chronischem Gebrauch bzw. Missbrauch eine entscheidende Rolle. So soll es Betelkauer geben, die zum Erreichen der gewünschten Wirkung kontinuierlich die Dosis steigern müssen und am Ende bis zu fünfzig Betelnüsse am Tag konsumieren.

Neben der gewöhnlichen Betelnuss gibt es außerdem ungewöhnlich starke, giftige oder rauscherzeugende Varianten. So gibt es z. B. in Myanmar neben der gewöhnlichen Betelnuss die stark rauscherzeugende Form *„toung-nu"*. Auf Java ist die stark giftige Varietät Areca catechu L. var. nigra zu finden.

Zum Schluss muss noch erwähnt werden, dass das ständige Ausspucken von Speichel nicht nur ein ästhetisches Problem ist, sondern dass auf diese Weise auch Infektionskrankheiten wie Tuberkulose übertragen und verbreitet werden.

Zusammensetzung des Betelbissens

Die drei Hauptkomponenten des Betelbissens sind – wie wir bereits gelesen haben - das Betelblatt, die Betelnuss sowie gelöschter Kalk. Es hat gewiss viele Jahrhunderte gebraucht, um gerade diese Form des Betelbissens entstehen zu lassen und wahrscheinlich ist es erst nach vielen Versuchen gelungen, dem Betelbissen die jetzige Gestalt zu geben. Wie wir bereits gesehen haben, ist die Zusammensetzung des Betelbissens die optimierte Form, um toxische Stoffe wie Arecolin (durch den Zusatz von gelöschtem Kalk) möglichst auszuschalten und dagegen die erwünschten Wirkstoffe in hoher Konzentration zu erhalten.

Betelblatt

Das Betelblatt stammt vom Betelpfeffer (piper betle L.), nicht von der Betelnusspalme. Beim Betelpfeffer handelt es sich um eine tropische Kletterpflanze. Betelblätter enthalten als Wirkstoffe hauptsächlich ätherisches Öl (Phenylpropanderivate). Meist sind Betelphenol und Eugenol die Hauptkomponenten. Die für den Betelbissen genutzten Blätter haben einen hohen Gehalt an Eugenol (auch in Gewürznelken vorhanden), so dass diese beim Zerreiben intensiv nach Gewürznelken duften und schmecken. Für ihre Verwendung müssen die Blätter möglichst frisch sein. Das Betelpfefferblatt schmeckt erfrischend aromatisch und wirkt durch das ätherische Öl schwach lokalanästhetisch, desinfizierend und verdauungsfördernd. Durch das enthaltene Eugenol wird ein betäubendes Gefühl im Mund verursacht. Das Betelblatt überdeckt durch sein erfrischendes Aroma den stark bitteren Geschmack der Betelnuss, außerdem wirken die ätherische Öle im Betelblatt gegen Magenbeschwerden, so dass die durch die Betelnuss häufig verursachte Übelkeit wirksam bekämpft werden kann.

Kalk

Gelöschter Kalk, Calciumhydroxid, $Ca(OH)_2$ dient vor allem der Freisetzung von Arecaidin aus Arecolin. Je nach Region werden unterschiedliche Kalkquellen genutzt. In Meeresnähe (z. B. auf Java) werden Muscheln, Schnecken und Austernschalen verwendet. In Sri Lanka verwendet man Muscheln und Korallen. In manchen Regionen (z. B. in Malaysia) werden gar unbrauchbare Perlen zu Perlenkalk verarbeitet. Im Landesinneren der Philippinen setzt man auf Muscheln aus Flüssen. In Vietnam, Thailand und Laos wird frisch gebrannter Kalk (Calciumcarbonat) zu einem feinen Pulver gemahlen oder geschlagen. Gibt man dieses Pulver in Wasser, entsteht daraus Calciumhydroxid, also gelöschter Kalk. Allgemein wird der Kalk meist im verträglicheren gelöschten Zustand verwendet, bisweilen wird aber auch ungelöschter Kalk benutzt.

Betelnuss

Die Betelnuss liefert, wie bereits geschildert, die für die Wirkung verantwortlichen Alkaloide. Für die Euphorisierung und Stimulierung des Nervensystems sind das Arecaidin und das Guvacin ausschlaggebend, welche beim Kauen mit alkalischem Kalk rasch aus ihren Methylestern Arecolin und Guvacolin entstehen. Da der Betelbissen aufgrund der Alkaloide sehr bitter schmeckt, werden häufig Gewürze (z. B. Anis, Curcuma, Fenchel, Ingwer, Kardamom, Koriander, Minze, Muskat, Nelken, schwarzer Pfeffer und Zimt) zur Geschmacksverbesserung oder auch zur Verdauungsförderung beigemengt. Oftmals werden dem Betelbissen neben Gewürzen auch psychoaktive Substanzen (z. B. Tabak, Haschisch, Cocablätter oder Opium) zugegeben. Häufig erfolgt auch die Zugabe von Gambir. Gambir ist der aus Uncuaria gambir (Stammpflanze) gewonnene eingedickte, gerbstoffreiche Extrakt aus den Blättern und Trieben der Pflanze. Uncuaria gambir (Familie Rötegewächse, lat. Rubiaceae) ist eine in Südostasien beheimatete, strauchartige Kletterpflanze. Die Blätter und Triebe werden drei- bis viermal pro Jahr geerntet und in Eisenpfannen gekocht.

Der dann ausgepresste und filtrierte Saft wird eingedickt. Gambir hilft gegen Entzündungen im Mund- und Rachenraum und bei gastrointestinalen Beschwerden. Auch aus diesem Grund ist Gambir ein idealer Zusatz für Betelbissen, um die im Mund- und Rachenraum auftretenden Läsionen und Geschwüre zu lindern und um Beschwerden wie Übelkeit und Bauchschmerzen entgegenzutreten. Zur Herstellung des Betelbissens werden gewöhnlich ein bis drei Betelblätter mit etwas Brei aus gelöschtem Kalk bestrichen und mit einigen Stücken einer frischen oder weich gekochten und zerkleinerten Betelnuss versetzt. Danach werden – wie bereits beschrieben – je nach Wunsch weitere Zutaten zugegeben.

Stammpflanzen von Betelnuss und Betelblatt

Die Betelpalme: Stammpflanze der Betelnuss

Die Stammpflanze der Betelnuss ist die Betelpalme oder Arekapalme (lat. Areca catechu L.) aus der Familie der Palmengewächse (lat. Arecaceae). Synonyme für die Betelpalme sind Catechupalme, Pinga, Areek, Arêck, Aréc (französisch), Betelnut palm (englisch), Arec Cachou, Areca Faufel (arabisch). Der ursprüngliche Name ist wohl Ghowa, dies ist die Bezeichnung im Sanskrit. Die ursprünglich wahrscheinlich von den Inseln des malaiischen Archipels stammende Betelnusspalme ist eine in ganz Südasien, Südostasien, Ostafrika und in der Karibik verbreitete Fiederpalme, die eine Höhe von bis zu 30 m erreichen kann. Innerhalb der Gattung gibt es ungefähr 50 verschiedene Arten von Areca: z. B. Areca oxycarpa (Nuss eirund), Areca elliptica (Nuss langgezogen elliptisch), Areca sphaerocarpa (Nuss fast kugelig), Areca gonocarpa (Nuss kantig). Die Schönheit und Eleganz der Arecapalme, die vielleicht von keiner anderen asiatischen Palme übertroffen wird, ist von jeher gepriesen worden.

Wie eine überaus schlanke Säule erhebt sich die Arecapalme, die höher und anmutiger ist als andere Palmenarten. Von daher ist es nicht verwunderlich, dass die Betelpalme oft mit der Gestalt einer eleganten, schön geformten Frau verglichen wurde und noch immer wird. Wildbestände der Betelpalme existieren heutzutage nicht mehr, die anmutige Palme wächst nur noch in Kulturen. Im Gegensatz zu Kakao gedeiht sie auch im Binnenland und auch in höheren Regionen (im Gegensatz zur Kokospalme). Die Betelpalme liebt Feuchtigkeit, deshalb wird sie oft in der Nähe von Brunnen oder an Wasserläufen kultiviert. Die Früchte von Palmen, die am Meer und in niederen Regionen wachsen werden Früchten, die in größerer Entfernung vom Meer oder in größerer Höhe wachsen, vorgezogen. Männliche und weibliche Blüten befinden sich in knollenförmigen Blütenständen unterhalb der Blätter. Die männlichen Blüten sind oberhalb der weiblichen Blüten platziert. Die Reifedauer der Arecafrüchte beträgt etwa sechs Monate. Nach drei Monaten werden häufig noch grüne, unreife Früchte geerntet, nach weiteren drei Monaten ist die Frucht vollständig reif. Die Palmen sind oft zum Brechen voll mit Früchten beladen – die Früchte hängen hierbei im oberen Teil der Palmen in langen Büscheln.

Daher stammt auch der Name Areca, was Büschelfrucht oder Büschel mit Nüssen bedeutet. Die reifen Früchte sind orangefarben, bei den Steinfrüchten handelt es sich nicht um Nüsse (daher ist die gängige Bezeichnung Nuss falsch), sondern um Beeren. Auf einer Palme wachsen bis zu 200 ovale, hühnereigroße Beeren. Eine faserige Fruchtwand umschließt den harten, braunen und netzartigen Samen von ca. 3-10 g Gewicht.

Betelpfeffer: Stammpflanze des Betelblatts

Der Betelpfeffer (lat. Piper Betle L.) gehört zur Familie der Pfeffergewächse (lat. Piperaceae). Synonyme sind Chavica Betle, Pfefferblattrebe, Betel-vine (englisch); Tambooluvullee, Naguvullee, Tamboolee, Purna (Sanskrit); Tembûl, Tambul, Tabul, Tenbûl (arabisch), Kwon-rwet (Myanmar); Basse, Base (Bali); Bulat wel, Rata bodat walla (Sri Lanka). Betelpfeffer, der im kontinentalen Indien heimisch ist, ist übrigens viel weiter verbreitet als der verwandte schwarze Pfeffer (lat. Piper nigrum).

Die tropische Kletterpflanze kommt oft in Begleitung der Betelpalme vor, wächst aber auch in Gegenden, in denen die Boden- und Klimaverhältnisse den Anbau der Betelpalme nicht gestatten. Betelpfeffer wird in fast allen tropischen Ländern Asiens angebaut und dort auch lokal konsumiert.

Auch im malaiischen Archipel sind Kulturen des Betelpfeffers zu finden, auch weitere Varietäten hiervon. Betelpfeffer ist eine perennierende (ausdauernde), wurzelnde Kletterpflanze, die kriechend Ranken aussendet, welche sich - ähnlich dem Efeu – an andere Pflanzen haften. Deshalb werden Bäume oder Konstruktionen als Rankhilfen benötigt. Begleitpflanze für den Betelpfeffer ist häufig der Turibaum (lat. Sesbania grandiflora), welcher schon vor dem Betelpfeffer angepflanzt wird. Betelpfeffer hat nur eine Lebensdauer von 20-30 Jahren, wobei die Betelblätter bereits nach 6-7 Jahren nicht mehr genutzt werden können. Die Kletterpflanze liebt feuchten Boden (Sand- und Lehmboden) und viel Schatten. Der Anbau erfordert viel Sorgfalt, ja dieser muss bisweilen sogar Tag und Nacht überwacht werden.

So sollte der Betelpfeffer – um nicht unbrauchbar zu werden – vor Insekten, vor zu großer Sonneneinstrahlung und auch vor zu viel Wind geschützt werden. Die Fortpflanzung des Betelpfeffers erfolgt über Stecklinge, die Ranken werden an Stangen gebunden. Die Stecklinge müssen kontinuierlich gedüngt werden sowie von Insekten und Unkraut befreit werden. Die zum Gebrauch bestimmten Blätter werden von den Ästchen gepflückt – die Blätter, die am Pfahl wachsen oder am Boden kriechen, werden hingegen als unbrauchbar verworfen. Mit höherem Alter nimmt die Größe der Blätter ab – indes werden die kleinen Blättchen am meisten geschätzt.

Die Blätter müssen überdies reif, aber frisch sein, bevorzugt werden Blätter mit gelblicher Farbe. Betel gilt in ganz Südostasien und Indien als Genussmittel und nicht als Rauschmittel.

Die Wirkung besteht für den Betelkauer darin, dass er sich in einen Zustand des Wohlbefindens und der Gelassenheit, der wohldosierten Euphorie und des leichten Angeregtseins versetzt fühlt, dass er eine Erhöhung der geistigen und körperlichen Leistungsfähigkeit erfährt. Ein Gefühl der Leichtigkeit im Kopf ist typisch für Betel. Dabei ist der Effekt nur leicht und in keiner Weise vergleichbar mit einer stärkeren Droge. Insbesondere nach einer Mahlzeit genossen regt der Betelbissen auch die Verdauung an. Besonders bei leichter Müdigkeit wirkt ein Betelbissen stimulierend, stimmungsaufhellend und anregend - und aufgrund der Aufnahme der Wirkstoffe über die Mundschleimhaut tritt der gewünschte Effekt auch ziemlich schnell ein. Interessant ist auch, dass von einem günstigen Effekt bei Gedächtnisdefiziten berichtet wird.

Zur Autorin

Dr. Angela Raab geb. Fetzner, geboren in Bad Kissingen, ebenda auch aufgewachsen. Studium der Pharmazie in Würzburg, anschließend Approbation zur Apothekerin. Aufbaustudium der Pharmaziegeschichte in Marburg, Abschluss als Pharmaziehistorikerin. Dort auch Promotion zum Dr. rer. nat.

Seit 1996 bis dato Arbeit in öffentlichen Apotheken und Krankenhausapotheken in ganz Deutschland sowie der Schweiz. Daneben Seminartätigkeit im In- und Ausland.

Ein herzliches Dankeschön

an dieser Stelle an alle werten Leserinnen und Leser.

Wenn Ihnen mein Buch gefallen hat und dieses für Sie nützlich ist, würde ich mich über eine kurze Rezension freuen.

Lob, Kritik oder Anregungen können Sie mir gerne auf meiner Facebook-Seite:
https://www.facebook.com/AngelaFetzner

oder auf meiner Autorenhomepage mitteilen:
http://www.angela-fetzner.de

Bücher von Dr. Angela Fetzner

Finden Sie alle auf meiner Autorenhomepage:
http://www.angela-fetzner.de

Hier können Sie sich auch für meinen Newsletter anmelden, um regelmäßig Informationen über neue Bücher, Preisaktionen, Verlosungen und Gesundheitstipps zu erhalten.

Außerdem finden Sie meine E-Books in allen führenden Online Shops und die Druckbücher im Versand- und Standardbuchhandel.

Qualität im Zeichen des Mörsers

Warum Qualität im Zeichen des Mörsers?

Auch aufgrund der in diesem Buch beschriebenen Erfahrungen habe ich „Qualität im Zeichen des Mörsers" ins Leben gerufen.

Warum Fachbuch, Sachbuch und Ratgeber in den Bereichen Medizin, Pharmazie und Gesundheit besser nicht von Laien geschrieben werden sollten? Nun, die Gründe liegen auf der Hand – gerade in diesem sensiblen Bereich ist eine genaue, fachlich kompetente Überprüfung der Inhalte erforderlich. Im Zuge der an sich positiven Öffnung des Buchmarkts ergeben sich leider aber auch Märkte für Betrüger, Scharlatane und selbst ernannte Experten. Deshalb sollte der Leser VOR dem Kauf eines Buches wissen, wer wirklich als Autor dahinter steht. Ein Großteil der Gesundheitsbücher wird von Laien geschrieben, welche über keinerlei medizinische oder pharmazeutische Ausbildung verfügen. Damit diese Tatsache dem Leser nicht auffällt, schreiben diese Autoren unter einem Pseudonym und legen großartige, gefälschte Autorenprofile an, in denen sie wahlweise Ärzte, andere Doktoren, Ernährungswissenschaftler, Ernährungsberater, Heilpraktiker, Coachs oder Psychologen sind.

Dazu kommen noch gefakte (käufliche) Fotos von jungen, dynamisch wirkenden Personen – welche diese Autoren aber natürlich gar nicht sind. Der Fantasie des Betrugs sind hier keinerlei Grenzen gesetzt.

Auf diese Weise wollen diese Fake-Autoren Kompetenz vortäuschen, welche sie in Wirklichkeit natürlich nicht besitzen. Liest man die „Bücher" dieser falschen Autoren durch, werden dort bestenfalls nutzlose Hinweise gegeben – ich habe aber auch schon „gute" Ratschläge gesehen, welche dem Leser das Leben kosten können... Das Problem ist hierbei, dass die Leser den scheinbaren Experten vertrauen und als Laien ja auch gar nicht merken, was in solchen „Büchern" vom Stapel gelassen wird. Hinzu kommt, dass viele der „Autoren" „Mehrfachidentitäten" besitzen, d. h. sie benutzen mehrere Pseudonyme, unter denen sie oftmals den gleichen Content veröffentlichen.

Der Anteil an höchst unprofessionellen, inhaltlich falschen, gefährlichen und wertlosen „Büchern" – die „Bücher" umfassen hierbei oft nur 10-60 Seiten – steigt exponentiell an, so dass sich der Leser erstmal den Weg durch all diese „Werke" bahnen muss.

Aus diesem Grund habe ich – um eine Schneise in den kaum zu durchdringenden Dschungel von qualitativ minderwertiger Laiensachliteratur zu schlagen - das Qualitätslogo im Zeichen des Mörsers entwerfen und schützen lassen, welches dem Leser geprüfte Qualität verspricht.

Qualität im Zeichen des Mörsers

Der Mörser gilt seit dem späten Mittelalter als das bekannteste mit der Apotheke verbundene Symbol und als das Apothekenwahrzeichen schlechthin.Bei Büchern im Zeichen des Mörsers können Sie darauf vertrauen, dass die Autorin als promovierte Apothekerin sowohl die entsprechende Fachkompetenz als auch die notwendige Praxiserfahrung besitzt. Alle Bücher entsprechen dem aktuellen Wissensstand der Medizin und Pharmazie.

Als Apothekerin der Praxis mit dem entsprechenden fachlichen Wissen ist es das Anliegen der Autorin, dem Leser komplizierte medizinische und pharmazeutische Sachverhalte verständlich nahe zu bringen.

Als unabhängige Autorin und Apothekerin fühlt sich die Verfasserin nur der Gesundheit und dem Wohl der Menschen verpflichtet.

Leseprobe: Die Alraune – Pflanze der Liebe – Pflanze des Todes

Schon duften die Mandragoren
Und über unsern Türen sind allerlei edle Früchte;
Heurige, auch fernige,
Hab ich, mein Lieber, dir aufbewahrt.

(Hohelied 7,14)

Vorwort

Meine erste Bekanntschaft mit der Alraune machte ich als junges Mädchen im Rahmen meines Pharmaziestudiums – ich weiß es noch wie heute. In der Vorlesung „Pharmazeutische Biologie" erwachte ich mit einem Mal aus meinem allmorgendlichen Dämmerschlaf, als der Professor begann, von der geheimnisvollen Alraune zu rezitieren.

Denn er erklärte uns nicht nur die chemischen Inhaltsstoffe dieser wunderbaren Pflanze, nein, er verriet uns noch allerhand weitere Besonderheiten dieser Pflanze.

Beispielweise, warum es ausgerechnet ein schwarzer Hund sein musste, der die Wurzel dieser Pflanze aus dem Boden ausgraben sollte – als er das Geheimnis dieser Geschichte lüftete, lief mir ein leichter Schauder über den Rücken.

Augenblicklich war mein Interesse für diese magische Pflanze geweckt, und auch im Laufe der Jahre begegnete mir die Alraune immer wieder.

Ob in der Apotheke, wo die Mandragora vor allem in homöopathischer Aufbereitung vertrieben wird, oder im Rahmen meines späteren Studiums der Pharmaziegeschichte.

Und so reifte der Wunsch in mir, mich intensiver mit dieser mystischen Pflanze zu beschäftigen.

Nun trage ich die Hoffnung, auch Ihnen diese Pflanze näher bringen zu dürfen und Ihr Interesse dafür zu wecken.

Möge die Alraune wieder in altem Glanz erstrahlen und als das gesehen werden, was sie ist: Eine wunderschöne, aber gleichzeitig gefährliche Pflanze, die in den Händen von Unsachkundigen viel Unheil anrichten kann.

Tauchen Sie ein in die atemberaubende Geschichte der Alraune.

Die Alraune – Pflanze der Liebe, Pflanze des Todes

Mandragora – das ist der offizinelle Name für die Alraune - schon dieser Name scheint 1000 Geheimnisse zu bergen und ein süßes Versprechen zu sein.

Gleichzeitig wirkt die Pflanze aber auch als drohender Unheilbote und als Omen für den bevorstehenden Tod.

Eine Pflanze zwischen Liebe, Leben und Tod.

Dem, der sie richtig anwendet, der um ihre Zauberkräfte, aber auch um ihre giftige Wirkung weiß, schenkt sie überwältigende Liebesfreuden und hervorragende Heilkünste.

Wer aber ihre giftige Wirkung unterschätzt oder ihre dämonischen Kräfte nicht ernst nimmt, dem wird die Pflanze zum Verhängnis, jede Art von Unglück oder gar der Tod werfen ihre Schatten voraus.

Gleichzeitig ist die Alraune ein Exempel dafür, wie eng Leben, Liebe und Tod im menschlichen Leben verknüpft und verbunden sind und wie nahe auch Glück und Unglück beieinander liegen können.

Alle existentiellen Ereignisse des menschlichen Lebens stehen im Zusammenhang mit dieser Pflanze und auch im Zusammenhang miteinander.

Es gibt kein Leben ohne Tod und umgekehrt keinen Tod ohne Leben. Wer leben will, muss sozusagen dereinst sein Leben als Tribut hingeben, an den Tod.

Andererseits stehen auch Liebesglück und Leben in einem klaren Konnex.

Durch die Liebe zweier Menschen kann neues Leben entstehen, in der nächsten Generation lebt so die vorherige weiter.

Gleichwohl wird auch versucht, durch Liebesglück und Sexualität den Tod auszuklammern und eine gewisse Unsterblichkeit zu erreichen.

Nicht umsonst wird eine große Liebe auch als unsterblich und ewig bezeichnet und eine Redewendung besagt, dass die Liebe Flügel verleiht.

Letztlich stellt auch der Sexualakt gewissermaßen ein Aufbegehren gegen Verfall und Tod dar, diesen unaufhaltsamen Ereignissen soll – wenigstens für einige Augenblicke - getrotzt und Einhalt geboten werden und stattdessen die Intensität des Lebens gespürt und festgehalten werden.

Sexualität stellt freilich auch eine Form der Obsession und der Lebensgier dar, welche die Furcht vor Alter und Tod nehmen soll.

Die Alraune - Pflanze des Lebens und des Todes

Kaum eine andere Pflanze ist seit der Antike mit so vielen Mythen und Sagen verwoben wie die Alraune. Der sie umgebende Sagenkreis hebt sie aus der Fülle der Zauberpflanzen heraus und macht sie zu der vielleicht magischsten Pflanze überhaupt.

- Faszinierend und unheimlich zugleich.
- Verehrt und verteufelt.
- Aphrodisiakum und Omen des Todes.
- Heilmittel und Giftdroge.
- Glücksbringer und Unheilbote.
- Dem Göttlichen zugeordnet und den Teufel in sich bergend.
- Aus Sperma geboren und doch die Pflanze des Henkers und des Galgens.
- Fluch und Segen.
- Glücksbringer und Talisman.
- Liebeszauber und Potenzmittel.
- Heilmittel und Fruchtbarkeitsspenderin.
- Garant für Macht und Wohlstand.
- Teurer Besitz und guter Pflanzengeist.
- Jedoch auch böser Fluch und Sitz des Teufels.
- Gift und Mordwaffe.

– das alles war und ist die Alraune, die der Gestalt nach allein eine wunderschöne Pflanze ist.

Die Alraune gilt als Pflanze der Liebe, des Lebens und des Todes.

Was scheinbar konträr ist, steht doch als Mahnmal und Sinnbild dafür, wie eng Leben, Tod und Liebe im menschlichen Dasein verknüpft und verbunden sind - und wie nahe oft Glück und Unglück beieinander liegen.

Alle existentiellen Ereignisse des menschlichen Lebens werden durch diese, die vielleicht magischste aller Pflanze, tangiert und stehen im Zusammenhang und unter dem Einfluss von dieser.

Ihre dunkelsten Stunden erlebte die Alraune übrigens zu Beginn der Neuzeit, in den grauenvollen Zeiten der Hexenverfolgung. Der Besitz dieser Pflanze und die angebliche Herstellung von Hexensalben aus ihr diente als Rechtfertigung zur Verurteilung von zehntausenden unschuldiger Frauen und der anschließenden unbarmherzigen Verbrennung dieser armen Frauen auf dem Scheiterhaufen. Nicht zuletzt aus diesem Grund ist es an der Zeit, dieser Pflanze ein würdiges Denkmal zu setzen, gleichzeitig aber nicht den Respekt vor dieser Pflanze zu verlieren, die hochgiftig ist und eine so gewaltige Macht besitzt.

Trotz der mittlerweile erfolgten Identifizierung ihrer Inhaltsstoffe, die viele ihrer Wirkungen erklärt, haftet der Alraune immer noch eine ganz besondere Aura des Geheimnisvollen an. So hat die Pflanze ihren Mythos und ihren Zauber auch in der heutigen, aufgeklärten Zeit nicht verloren.

Ich möchte Sie einladen, mich auf die Reise zur atemberaubenden Geschichte und zu den Geheimnissen dieser faszinierenden Pflanze zu begleiten.

Herzlichst Ihre Apothekerin Dr. Angela Fetzner

Gefahren-Hinweis

Ich möchte darauf hinweisen, dass die Alraune eine hochgiftige und gefährliche Pflanze ist, von eigenen Experimenten mit dieser Pflanze ist daher dringend abzuraten.

Die Gefährlichkeit der Alraune ergibt sich insbesondere aus ihrer engen therapeutischen Breite, d. h. die Bandbreite zwischen erwünschter aphrodisischer Wirkung und tödlicher Wirkung ist sehr schmal.

So kann man zwar oft einen himmlischen Trip erleben – nach einem solchen Trip gibt es aber häufig keine Rückfahrkarte mehr zurück ins Leben.

Alle dargestellten Rezepte dienen daher lediglich der Information des Lesers/der Leserin.

Nicht nur die Alraune ist hochgiftig – auch viele der in den Rezepturen aufgeführten anderen Pflanzen und Zutaten sind hochgefährlich, giftig und auch illegal.

Dies ist an den jeweiligen Textstellen nicht mehr einzeln vermerkt.

Daher ist es nicht ratsam, die aufgezeigten Rezepte – seien es Tränke, Weine, Schnäpse, Biere, Mixturen, Rauchwerk, Räucherung und Salben - selbst anzufertigen und auszuprobieren.

Die Beschreibungen berufen sich meist auf überlieferte Rezepte, zu denen es keine aktuelle Stellungnahme gibt, insbesondere auch, wie die einzelnen Zutaten in Kombination miteinander wirken.

Wer trotzdem die Alraune oder andere genannte Pflanzen/Zutaten in gleich welcher Form anwendet, tut dies auf eigene Gefahr.
Die Autorin übernimmt keinerlei Haftung.

Ich hoffe, Ihnen mit diesem notwendigen Gefahrenhinweis nicht den Spaß und die Freude an diesem Buch verdorben zu haben.

Aber noch immer – oder auch gerade noch immer - gilt Paracelsus' berühmter Spruch: *„Alle Dinge sind Gift, und nichts ist ohne Gift; allein die Dosis macht, dass ein Ding ein Gift ist."*

Nun aber in medias res – lassen Sie uns die Geschichte der Alraune mit all ihren schönen und grausigen Geheimnissen beginnen.

Verbreitung und Beschreibung der Alraune

Aber was für eine Pflanze ist denn eigentlich diese sonderbare Mandragora, werden Sie vielleicht fragen. Und wo wächst diese, ich habe sie noch nie zu Gesicht bekommen.

Freilich macht es gerade einen Teil der Magie dieser Pflanze aus, dass man sie so selten antrifft und zu Gesicht bekommt.

Tatsächlich wächst die Gemeine Alraune wild im gesamten Mittelmeerraum von Portugal bis Griechenland und der Türkei, außerdem in Nordafrika und im Nahen Osten.

Sie liebt Sandboden und wächst bevorzugt an trockenen, sonnigen bis halbschattigen Standorten, beispielsweise an Wegen, in Olivenhainen, an Hängen und auf brachliegenden Feldern.

Alraunen sind niedrige, dem Boden geradezu verhaftete, mehrjährige krautige Pflanzen. Die Blätter bilden eine Rosette, deren gewaltiger Durchmesser bis zu 1,5 m betragen kann.

Die Pflanze an sich wirkt – im Gegensatz zu ihrer Wurzel - eher unscheinbar, die runzligen, eilanzettlichen Blätter ähneln derbem Rübenkraut oder auch Mangold.

Die Blütezeit ist im Frühjahr und im Herbst, die Blüten haben das charakteristische Aussehen der Nachtschattengewächse.

Die Blüten treten in verschiedenen Farben auf, weiß, weiß-grünlich, violett oder purpurn.

Die Früchte sind goldgelb bis gelborange und verbreiten einen erst angenehmen Duft, der nach einiger Zeit jedoch in einen üblen Geruch übergeht.

Was die Menschheit seit Jahrtausenden an der Alraune fasziniert, ist jedoch nicht nur die Pflanze selbst, sondern vor allem ihr Unterbau, die imposante bis zu 60 cm lange fleischige Pfahlwurzel. Eben auch dieser Pfahlwurzel verdankt die Alraune ihren legendären Ruf als Zauberpflanze, da diese oftmals gegabelt ist und häufig Nebenarme und Windungen entwickelt, die nicht selten einer menschlichen Gestalt ähneln. Auch Parallelen mit einem menschlichen Phallus will man beobachtet haben.

Es gibt zwei offizinelle Alraunenarten, Mandragora officinalis L. und Mandragora autumnalis Bertol. (Herbstalraune).

Die Alraunen gehören zur Familie der Nachtschattengewächse (lat. Solanaceae) – dieser geheimnisvollen Pflanzenfamilie ist nachstehend ein eigenes Kapitel gewidmet.

Die Familie der Nachtschattengewächse

Die Familie der Nachtschattengewächse (botanischer Name Solanaceae) hat viele Vertreter, sie umfasst etwa 100 Gattungen, die Zahl der zugehörigen Arten wird mit etwa 2700 angegeben. Innerhalb der Familie gibt es sowohl wichtige Rausch- und Giftpflanzen, als auch Gemüse- und Zierpflanzen.

Die Gattungen der Nachtschattengewächse sind auf der ganzen Welt verbreitet - die Mannigfaltigkeit der Nachtschattengewächse Südamerikas übertrifft jedoch die aller anderen Kontinente. Die verschiedenen Gattungen kommen als verholzende oder krautige Pflanzen vor und können einjährig oder mehrjährig wachsen. Eine Rosettenbildung wie bei der Alraune ist selten.

Woher der Name Nachtschattengewächse rührt, ist bisher nicht sicher geklärt. Da viele Nachtschattengewächse aber viel Licht und Wärme zum Wachstum benötigen, tragen die Pflanzen ihren Namen jedenfalls nicht – wie man meinen könnte - wegen der Fähigkeit, im Schatten der Nacht zu wachsen und zu gedeihen.

Möglicherweise stammt der Name aus der Zeit des Mittelalters, da viele Nachtschattenpflanzen zur Milderung nächtlicher Albträume - „Nachtschaden" war der gebräuchliche Begriff für Albtraum im Mittelalter - eingesetzt wurden.

Im Widerspruch dazu könnte der Namen seinen Ursprung aber auch darin haben, dass viele Nachtschattengewächse einen „Nachtschaden" verursachen, da die Blüten der Nachtschatten-Gewächse in der Nacht einen starken Duft ausströmen, der bei empfindlichen Menschen zu Kopfschmerzen („Schaden") führen kann.

Auch woher die wissenschaftliche Bezeichnung „Solanaceae" stammt – der Name wurde von Linné von anderen Autoren übernommen - ist nicht sicher bekannt. Sehr wahrscheinlich ist jedoch eine Ableitung vom lateinischen Wort sōlarī (erleichtern, mildern, lindern), was auf die heilende Wirkung geringer Dosen einiger der giftigen Nachtschattengewächse hinweisen könnte.

Viele Nutz- und Gemüsepflanzen wie die Kartoffel, Aubergine, Tomate und Paprika, die nach Entdeckung der Neuen Welt von Seefahrern nach Europa gebracht wurden und seitdem dort kultiviert werden, gehören zur Familie der Nachtschattengewächse.

Auch haben zahlreiche importierte Zierpflanzen aus der Familie der Nachtschattengewächse wie Petunien, Lampionpflanzen und Korallenstrauch nicht zuletzt wegen der Schönheit und der ungewöhnlichen Form ihrer Blüten die Gärten Europas erobert. Selbst die giftige Engelstrompete ist aufgrund ihrer imposanten Blüten zu einer beliebten Gartenpflanze avanciert.

Zu den Gift-, Rausch- und Zauberpflanzen aus der Familie der Nachtschattengewächse gehören neben unserer Alraune unter anderem noch die nicht minder berühmte und berüchtigte Tollkirsche, der Stechapfel, das Bilsenkraut, der bittersüße sowie der schwarze Nachtschatten.

Die wirtschaftlich bedeutendste Genuss- und Rauschpflanze unter den Nachtschattengewächsen ist jedoch der Tabak.

An Inhaltsstoffen der Nachtschattengewächse interessieren im Zusammenhang dieses Buchs vor allem die Alkaloide.

Aber was sind denn überhaupt Alkaloide?

Alkaloide sind chemisch sehr heterogene, meist alkalische, stickstoffhaltige organische Verbindungen des sekundären Stoffwechsels, die üblicherweise von Pflanzen oder Tieren produziert werden.

Das bekannteste Alkaloid der Nachtschattengewächse ist zweifellos das Pyridinalkaloid Nikotin aus der Tabakpflanze.

Das für die Gattung der Nachtschattengewächse typische giftige Steroidalkaloid Solanin ist auch in Kartoffeln enthalten, insbesondere in durch Tageslicht ergrünten, unreifen Kartoffeln und in Kartoffelschalen. Dies ist freilich der Grund, weshalb man Kartoffeln im Dunkeln lagert, und diese vor dem Verzehr kocht und üblicherweise auch schält. Da der Solaningehalt in zeitgenössischen Kartoffelsorten durch entsprechende Kultivierung jedoch stark reduziert wurde, treten erste Vergiftungserscheinungen erst nach dem Verzehr von drei bis sieben Kilogramm ungeschälter roher Kartoffeln auf.

Sehr giftig sind dagegen die Tropanalkaloide, die in den Gift-, Rausch- und Zauberpflanzen aus der Gruppe der Nachtschattengewächse enthalten sind. So schlummert das Tropanalkaloid Hyoscyamin in Alraune, Stechapfel, Schwarzer Tollkirsche und Engelstrompete, während das Tropanalkaloid Scopolamin vor allem in der Engelstrompete, aber auch im Bilsenkraut, der Alraune und im Stechapfel vorkommt.

Dem Aufbau und der Wirkungsweise der Tropanalkaloide ist nachstehend ein eigenes Kapitel gewidmet.

Über die biologische Funktion der Alkaloide in Pflanzen ist noch wenig bekannt.

Gewiss wurden diese aber nicht geschaffen, um das Liebesleben der Menschen anzufeuern und diesen sexuelle Ekstase zu verschaffen – oder aber um Giftmördern ein Mittel an die Hand zu geben, um unliebsame Zeitgenossen zu beseitigen.

Mit Sicherheit weiß man aber, dass die Alkaloide den Pflanzen als Stickstoffspeicher und als chemische Abwehrfunktion bzw. Fraßschutz dienen.

Die Alraune als Aphrodisiakum

Die Suche nach Möglichkeiten, die Liebeslust zu steigern oder wieder anzukurbeln, ist so alt wie die Menschheit selbst.

Vieles, auch Sinnloses oder Gefährliches, ist versucht und ausprobiert worden, um einem erlahmten Liebesleben wieder auf die Sprünge zu verhelfen.

Auch der Gedanke, Affekte bei einer begehrten Person auszulösen und eine Frau oder einen Mann durch den Liebeszauber einer Pflanze für sich zu gewinnen und zu erobern, ist eine reizvolle Vorstellung, die bereits in vielen alten Schriften beschrieben wurde. Von daher ist es nicht verwunderlich, dass man seit Menschengedenken zahlreiche Anstrengungen unternahm, um entsprechende Liebesmittel – sogenannte Aphrodisiaka – in Pflanzen, Tieren und Mineralien ausfindig zu machen.

Aphrodisiaka sind definitionsgemäß Mittel zur Belebung oder Steigerung des sexuellen Verlangens und des sexuellen Lustempfindens.

Der Name stammt aus dem Griechischen und leitet sich von Aphrodite, der Göttin der Liebe, ab. Aphrodite war und ist das Symbol schlechthin für körperliche Liebesfreuden sowie geistige Liebe.

Medikamente zur Behandlung der erektilen Dysfunktion zählen nicht zu den Aphrodisiaka, da diese keine luststeigernde Wirkung besitzen und die Behandlung der Dysfunktion im Vordergrund steht.

Aber braucht man heutzutage überhaupt noch Aphrodisiaka, insbesondere solche aus dem Pflanzenreich? Haben nicht chemische Medikamente wie Viagra eine neue sexuelle Revolution ausgelöst? Haben diese Arzneimittel nicht alle Männer gleichsam in Supermänner verwandelt, die immer und überall ihrem Mann stehen können?

Nein, trotz oder gerade wegen Viagra und Co. herrscht in vielen Schlafzimmern gähnende Flaute. Und auch umfassender Aufklärung und lustvoller Pornos, in denen Männer und Frauen immer können und wollen, zum Trotz. Sex ist omnipräsent und vielleicht gerade deshalb nicht mehr geheimnisvoll und stimulierend. Im Gegensatz dazu steht eine tiefe Sehnsucht nach sexueller Erfüllung, die durch Pornos und chemische Mittel oft nur unzureichend gestillt wird.

Sicher, Viagra versprach Wunder und löste dieses Versprechen auch ein, genauso unromantisch zeigt es sich aber auf der anderen Seite.

Aber welcher Weg führt aus diesem Dilemma? Es ist ein Weg, der zu einer ganzheitlichen und umfassenden Sexualität führt, welche Körper, Seele und Geist gleichermaßen anspricht.

Es ist auch ein Weg, der uns die Sexualität mit allen Sinnen spüren und wahrnehmen lässt. Der uns in neue Dimensionen der Liebe und Erotik einweiht und uns den Horizont erweitern lässt.

Ein Weg, der uns den sprichwörtlichen Liebesrausch verspricht, uns von der Liebe berauschen lässt – und wer könnte dies besser bewerkstelligen als sogenannte Rausch- und Liebespflanzen?

Der Lust auf die Sprünge helfen und ihr etwas an die Hand geben. Was könnte da hilfreicher sein als eine Liebespflanze – welche direkt das Gehirn, unser größtes Lustorgan, anregt und stimuliert? – Denn ein Großteil der Sexualität spielt sich nicht zwischen den Lenden, sondern in unserem Kopf ab.

Aphrodisiaka also als Boten und Diener der Lust.

Liebespflanzen erweitern das Bewusstsein und kurbeln die Macht der Fantasie an.

Erwecken erotische Gedanken und lösen sexuelle Fantasien aus.

Euphorisieren und erotisieren.

Regen den Geist an, erregen den Körper.

Liebespflanzen helfen, Abstand vom Alltag zu gewinnen und Stress auszuschalten.

Körper und Seele im Ein- und Gleichklang.

Eins sein mit sich und dem Partner.

Mit der Natur im Einklang sein, nicht im Widerspruch.

Liebespflanzen setzen den Verstand auf Sparflamme, alle Ratio ruht unter der Narkose einer berauschenden Pflanze.

Benebelt, berauscht, von einem Trip zum nächsten.

Gefangen in Fantasien.

Berührt und verführt.

Das Zepter aus der Hand geben, in einen Zustand der Willenlosigkeit gleiten, empfänglich für alles Schöne.

Neues wagen, Begierden nachgeben, Obsessionen befriedigen.

Grenzen überschreiten, geheime und versteckte Sehnsüchte ausleben.

Unergründliches ergründen.

Höhenflüge erleben.

Unwiederbringlich, einmalig und doch ewig.

All das erhofft sich der Mensch von Liebespflanzen, er will alle Gefühle aus- und erleben, Leidenschaft, Sinnlichkeit, Verlangen, Ekstase – dabei aber auch das Zauberhafte, Unergründliche und Geheimnisvolle bewahren.

Sinne und Sinnlichkeit müssen also wieder neu erweckt werden, in einer Zeit, in welcher der Mensch der Natur und sich selbst immer mehr entfremdet ist.

Es gilt dabei, aktuelle naturwissenschaftliche Kenntnisse und die Schätze aus der Natur miteinander in Einklang zu bringen. Gerade die Familie der Nachtschattengewächse und insbesondere die Alraune halten allerlei geheimnisvolle Liebeskräfte bereit.

Mögen wir uns also auf die Natur rückbesinnen und einer entzauberten Sexualität mittels pflanzlicher Aphrodisiaka wieder zu mehr Zauber und Sinnlichkeit verhelfen.

Synonyme für die Alraune

Synonyme in deutscher Sprache

Alraune, Mandragora, Hundsapfel, Zauberwurzel, Henkerswurzel, Wurzelknecht, Galgenmännchen, Folterknechtwurzel, Atzmann, Goldmännchen, Geldmännlein, Heckenmännchen, Armesünderblume, Dollblume, Dollwurz, Satansapfel, Menschenwurzel, Drachenpuppe, Dudaim, Erdmännchen, Erdmännlein, Hausväterchen, Kindleinkraut, Liebesapfel, Liebeswurzel, Allrüncken, Allraun, Friedelwurz, Galgenwurz, Goldmännchen, Hausväterchen, Heilmännchen, Malzapfel, Pissedieb, Pissdiebchen, Schlafapfel, Schlafbeere

Bezeichnungen in anderen Sprachen

Mandrake, Satan's Apple, Mandragore, Mano di Gloria, Mela canina, Pomo di cane, Mardami, giatya bruz

Kynospastos (griech.: die vom Hund Herauszuziehende, nach Claudius Aelianus),

Aglaophois (griech.: die im Dunkeln Leuchtende)

Herkunft des Namens „Atzmann"

Atzmänner sind Figuren, die zumeist aus Wachs oder anderen Materialien wie Lehm, Teig oder Holz geformt wurden und der mittelalterlichen Magie-Praxis dienten.

Man glaubte, dass die Figur und die dazugehörige Person in Wechselbeziehung stünden, weshalb man die Atzmänner entsprechend bearbeitete und hoffte, die erwünschte Wirkung möge sich auf die reale Person übertragen.

So gibt es Zeugnisse, dass Atzmänner am Spieß gebraten oder mit Gift bestrichen wurden. Es gab aber auch Atzmänner, die dem Liebeszauber dienten.

Bereits zur Zeit des Dioskurides waren zahlreiche Namen für die Alraune geläufig, wie der Autor in seinem Werk *De Materia Medica* schreibt:

„Die Mandragora – einige nennen sie Antimelon (an Apfels Stelle), andere Dirkaia, aus Kirkaia (Pflanze der Kirke), da die Wurzel als Liebesmittel wirksam zu sein scheint, auch Antimenion (dem Zorn entgegen), Bombochylos (Saft, der dumpfes Rauschen verursacht), Minos, die Ägypter Apenum, Phythagoras, Anthromorphon (die Menschengestaltige), [...] die Römer Mala canina (Hundsäpfel), auch Mala terrestria (Erdäpfel)."

(De Materia Medica, IV, 76)

Die vielen Namen zeigen übrigens einmal mehr die große Bekanntheit und die Bedeutung der Alraune, der menschengestaltigen Zauberwurzel.

Herkunft der Namen

Alraune

Allein der Name Alraune deutet auf den mystischen Charakter dieses Gewächses hin, insbesondere, wenn man die Herkunft des Wortes Alraune kennt.

Das Wort setzt sich nämlich aus den althochdeutschen Wörtern *rûnen* (leise sprechen, heimlich flüstern) und *Al-* von Alp/Alb (althochdeutsches Wort für Albtraum, Nachtmahr. Im Albtraum werden die Schlafenden mit den Abgründen nächtlicher Dunkelheit konfrontiert) zusammen.

Möglicherweise ist auch die germanische Seherin Aurinia, von der Tacitus berichtet, Namensgeberin für die Alraune gewesen.

Mandragora officinalis

Auch die Herkunft des Namens Mandragora ist bisher nicht sicher geklärt, doch gibt es einige Erklärungsversuche.

So setzt sich der Name Mandragora möglicherweise aus dem griechischen Wort *mandra* = Hütte (oftmals Schäferhütte im Gebirge) und *agora* = Versammlung zusammen. Offenbar wächst die Pflanze häufig in der Nähe von Hütten.

Nach anderen Aussagen ist der Name noch älter und stammt vom persischen Wort *Mardum-giâ* = Menschenkraut ab.

Die früheste Erwähnung einer Pflanze mit ähnlichem Namen geht auf assyrische Keilschrifttafeln zurück, wo von einer Pflanze Nam-Tar-Gira - männliche Pflanze des Gottes der Plagen – die Rede ist.

Der Namenszusatz „officinalis" rührt daher, dass die Mandragora als Droge in der Heilkunde offizinell war, d. h. als Heilmittel anerkannt war und auch in Apotheken geführt wurde.

Pharmakologisch wirksame Bestandteile

Pharmakologisch wirksame Bestandteile

Die pharmakologisch wirksamen Bestandteile der Alraune sind mittlerweile zum Großteil identifiziert.

So enthält die Alraune als pharmakologisch wirksame Bestandteile die Tropanalkaloide Hyoscyamin und Scopolamin, wobei das Verhältnis von Hyoscyamin zu Scopolamin 18 zu 2,5 beträgt. Scopolamin wirkt grundsätzlich ähnlich wie Hyoscyamin, mit dem Unterschied, dass es zentral dämpfend wirkt, während Hyoscyamin erregend auf das Zentralnervensystem wirkt.

Die Alkaloide sind vor allem in der Wurzel enthalten (0,3-0,4 % Alkaloidgehalt), in geringerer Konzentration aber auch in den Blättern. Den höchsten Alkaloidgehalt besitzen die Pflanzen wahrscheinlich zur Blütezeit.

Aphrodisische Wirkung der Alraune

Die aphrodisische Wirkung resultiert aus der Erregung des Zentralnervensystems, Nervenimpulse werden blockiert.

Sexueller Rausch, erotische Fantasien und Träume von orgiastischen Festen mit grotesken sinnlichen Ausschweifungen sind die Folge.

Oft kommt es zu einer völligen Enthemmung und Willenlosigkeit, sowie zu einer erweiterten Zugänglichkeit für eigene und fremde Suggestionen. Anwender der Alraunenwurzel berichten ferner von starker erotischer Erregung bis hin zur Ekstase, einem gesteigerten Lustempfinden und euphorisierenden Effekten.

Weitere Erlebnisse sind Sinnestäuschungen mit erotischen Elementen, erhöhte Traumfähigkeit, insbesondere erotische Träume und Machtträume werden durchlebt.

Genüssliche Körpergefühle und Ausgelassenheit werden weiterhin als angenehm empfunden. Auch psychedelische Wirkungen mit Bewusstseinserweiterung und Erleben von Grenzerfahrungen zählen zu erwünschten Effekten.

Weitere psychoaktive Wirkungen sind Halluzinationen, visionäre Begegnungen, Rededrang und Sprechen mit nicht anwesenden Personen.

Von Tanzfreude bis hin zur Tanzwut wird berichtet, weiter von Gefühlen der Trance und Leichtigkeit.

Unangenehme Gedanken und Probleme werden ausgeschaltet, dagegen kommt es zu High-Gefühlen mit verstärktem Empfinden von Glück, Freude und Zuversicht.

Genießer der Alraune fühlen sich beschwingt und wie verwandelt, sie meinen, wie Vögel zu schweben. Sehr häufig sind Gefühle des Fliegens und des Schwebens mit großer Geschwindigkeit - ja sogar ein Fahrtwind wird beim scheinbaren Fliegen wahrgenommen.

Kribbeln auf der Haut und eine veränderte Wahrnehmung der Haut und des Körpers können die Vorstellung auslösen, dass Federn, Flügel oder aber ein Pelz wachsen. Manche der Anwender meinen, sich in Tiere wie Katzen, Eulen oder Gänse zu verwandeln. Sie glauben auch, mit Geistern oder Gespenstern zu verkehren.

Die Klarträume (luzide Träume) werden als sehr real erlebt, viele vom Rausch Erwachte glauben, die Ereignisse der Träume wirklich erlebt zu haben.

Dass ein Alra14 als sehr real erlebt wird, wusste übrigens schon Shakespeare (1564-1616), als er in *Macbeth* (1606) schrieb:

„Waren diese Dinge wirklich hier, wovon wir reden? Oder haben wir von der verrückten Wurzel gegessen, die die Vernunft gefangen nimmt?"

(Macbeth, I.iii, übersetzt nach Christoph Martin Wieland)

In der betreffenden Textpassage weiß Banquo – der mit Macbeth drei Hexen getroffen hatte – nicht mehr, ob diese Erscheinungen real waren oder auf Halluzinationen beruhten.

Parasympatholytische Wirkung der Alraune

Weiter antagonisieren die Tropanalkaloide als sogenannte Anticholinergika die Wirkung des körpereigenen Neurotransmitters Acetylcholin, indem sie die Nervenrezeptoren für den Botenstoff Acetylcholin blockieren.

Folge ist eine parasympatholytische (den Parasympathikus hemmende) Wirkung.

Durch die Hemmung des Parasympathikus kommt es zu folgenden Wirkungen:

- Beschleunigung der Herzfrequenz
- Beschleunigung der Erregungsweiterleitung am Herzen
- Weitstellung der Bronchien
- Weitstellung der Pupillen
- Stark verminderte Schweißbildung
- Verminderte Speichelbildung
- Hemmung der Magen-Darm-Peristaltik
- Erschlaffung der glatten Muskulatur
- Verminderte Sehfähigkeit
- Starke Lichtempfindlichkeit

Weitere zentrale Symptome

Gerade was die Wirkungen auf das Zentralnervensystem angeht, haben die Tropanalkaloide bei jedem Menschen unterschiedliche Effekte.

Grundsätzlich wirkt die Alraune jedoch stark halluzinogen und schlaffördernd.

Bei hohen Dosen und in Abhängigkeit von der individuellen Konstitution kommt es zur Erregung des Zentralnervensystems und zu einer Beschleunigung und Vertiefung der Atmung.

Der Berauschte wird laut, gesprächig, unruhig, lacht, scherzt und unterhält sich mit nicht anwesenden Personen. Er verliert jegliches Zeitgefühl, Orientierungsstörungen kommen dazu.

Weiterhin stellen sich psychomotorische Unruhe, Gleichgewichtsstörungen, Verwirrtheitszustände und Störungen im Ablauf der Muskelbewegungen auf. Oft kommt es zu Tobsuchtsanfällen, die sich mit Bewusstseinstrübungen abwechseln.

Auch bizarres, gewalttätiges Verhalten wird beobachtet.

Angstzustände, paranoider Wahn und verstärkte Muskeleigenreflexe stellen sich mitunter ein.

Schwindel, Doppeltsehen, optische Verwirrtheit, Orientierungsverlust und Akkomodationsstörungen gesellen sich dazu.

Sogar von Grand-mal-Anfällen, Amnesie, Ataxie und Zittern wird berichtet.

Die Halluzinationen gehen bei hohen Dosen in ein Delirium über. Typisch sind weiter völlige Orientierungslosigkeit, Gedächtnisverlust und Bewusstlosigkeit.

Weiter kommt es zu fortschreitender Atemlähmung und zum Abfall der Körpertemperatur, selten kommt es zum Koma und zum Tod durch Atemlähmung.

Periphere Symptome

Durch die starke Erweiterung der Blutgefäße kommt es zu einer intensiven Hautrötung, hierbei ist die Haut trocken, rot und fleckig.

Aufgrund der Hemmung der Speichelproduktion kommt es zu trockenen Schleimhäuten, weiterhin zu Schluck- und Sprachschwierigkeiten und zu einem quälenden Durstgefühl.

Die Beschleunigung der Herzfrequenz führt häufig zu Herzrasen.

Schwierigkeiten beim Wasserlassen (Miktionsstörungen) bis hin zu komplettem Harnverhalt sind weitere Nebenwirkungen.

Es kommt zu verzögerter Magenentleerung, im weiteren Verlauf dann zu Übelkeit und Erbrechen.

Vergiftung

Tödliche Dosen sind (insbesondere bei Kindern) bereits ab je wenigen mg Scopolamin und Hyoscyamin möglich, übliche letale Dosen sind für Scopolamin und Hyoscyamin je 80-100 mg.

Dies entspricht etwa 20 g der Alraunenwurzel.

Achtung!

Die Giftstärke der Alraune kann jedoch in Abhängigkeit von Faktoren wie ihrem Alter, ihrem Entwicklungsstadium und äußeren Bedingungen wie ihrem Wuchsort und der Stärke der Sonneneinstrahlung sehr stark variieren.

Aus diesem Grund schwankt der Gehalt der psychoaktiven Inhaltsstoffe sehr stark und die Wirkung der Alraune ist nur sehr schwer kalkulierbar.

Gegenmaßnahmen bei Vergiftungen

Bei Vergiftungen muss sofort ein Notarzt verständigt werden, der Vergiftete ist in eine Klinik einzuweisen.

Die Vitalfunktionen sind aufrecht zu erhalten und resorptionsverzögernde Maßnahmen sind einzuleiten.

Um eine drohende Atemlähmung zu verhindern, wird häufig künstlich beatmet.

Gegen Erregungszustände und Krämpfe wird Diazepam i. v. eingesetzt.

Weiterhin Gabe von Aktivkohle (über eine Magensonde) sowie von reichlich Flüssigkeit.

Symptomatische Therapie der peripheren, anticholinergen Symptome (Infusionstherapie, physikalische Fiebersenkung, Blasenkatheterisierung, Monitoring).

Bei Vergiftungen mit Tropanalkaloiden wird Physostigmin als Gegengift eingesetzt.

Physostigmin ist ein Indolalkaloid aus der Kalabarbohne, es ist ein direkter Gegenspieler der Tropanalkaloide. So ist Phystostigmin ein reversibler Cholinesteraseinhibitor und wirkt indirekt als Parasymphatomimetikum (d. h. die Wirkung des Parasympahikus wird verstärkt).

Durch die Hemmung der Acetylcholinesterase akkumuliert Acetylcholin an cholinergen Nervenendigungen.

Ende der Leseprobe – Die Alraune

Qualität & Kompetenz
im Zeichen des Mörsers
von Ihrer Apothekerin

Dr. Angela Fetzner

84